DÉMONSTRATION
PRATIQUE
DE LA PROPHYLAXIS
SIPHYLITIQUE.

DÉMONSTRATION
PRATIQUE
DE LA
PROPHYLAXIS
SIPHYLITIQUE,
AUTHENTIQUEMENT CONSTATÉE

PAR LE DOCTEUR LUNA CALDERON;

CONTENANT quelques Questions par suite des Détails des Expériences faites par l'Inventeur, à l'Hôpital des Vénériens de Paris, sous la surveillance d'une Commission nommée *ad hoc* par la Société du Cercle médical de cette Capitale.

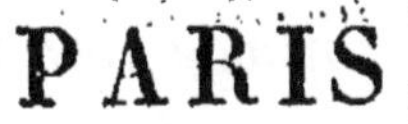

A PARIS,

Chez L'AUTEUR, rue des Fossés-Montmartre, n°. 13;

Et chez
- FAVRE, Libraire, Palais-Royal;
- DELAUNAY, Libraire, Palais-Royal;
- LE DENTU, Libraire, passage Feydeau, n°. 28;
- CROCHARD, Libraire, rue de l'École de Médecine, n°. 3.

M. DCCC. XV.

De même qu'on se préserve de tous les symptômes et de la mort causée par la morsure d'une vipère meurtrière, peut-on se préserver aussi de tous les symptômes et de la mort causée par la morsure ou le contact contagieux du poison vénérien? C'est un problême que la Médecine n'avait pas résolu, et que je viens de résoudre démonstrativement par des Expériences positives et authentiques.

La démonstration dont on parle a principalement pour objet celui DE SAUVER DES MILLIERS D'ENFANS *de l'infection* Connata, *qu'ils gagnent par le contact d'un ulcère quelques momens avant leur naissance, et qui, ne pouvant être guéris par le curatif connu, deviennent inévitablement victimes de cette contagion.*

Un autre avantage non moins intéressant s'offre à nos yeux, celui d'extirper pour toujours une Maladie qui ravage l'espèce humaine.

OBSERVATIONS

PRÉLIMINAIRES.

Quand même l'expérience de plusieurs siècles n'aurait pas attesté l'insuffisance de tous les spécifiques employés jusqu'ici pour détruire le virus vénérien, il eût toujours été très-utile pour l'humanité de chercher les moyens de se préserver d'un mal cruel, et de parvenir ainsi à mettre à jamais le Monde hors de ses atteintes. Ce problême important, je l'ai résolu, et j'en donne aujourd'hui la démonstration pratique.

C'est dans cette intention que je suis venu à Paris, où la Société du Cercle médical a nommé, sur ma demande, une Commission, prise dans son sein, pour vérifier les Expériences que je proposais de faire sous ses yeux. MM. Capuron, de Mangeon, Gardien et d'Olivéra, Membres de cette Commission, s'adjoignirent les Chefs de l'Hôpital des Vénériens, et convinrent ensemble que, pour rendre les expériences démonstratives et convaincantes, il fallait qu'une personne saine voulût se soumettre à l'inoculation par lancette ; qu'on choisît sur les malades un virus bien caractérisé vénérien, et qu'enfin, la personne inoculée reçût une fois l'infection pour qu'on fût assuré de sa disposition à la recevoir. Après avoir vainement cherché quelqu'un qui voulût se prêter à mes épreuves redoutables, MM. les Commissaires furent d'avis de recourir au Gouvernement, pour obtenir un décret qui commuât la peine de quelque criminel, et l'obligeât à subir tous les essais auxquels je voudrais le soumettre ; mais ce n'était là qu'un moyen peu sûr, tardif d'ailleurs et inhumain. Que faire donc ? Renoncer à établir les preuves authentiques de l'efficacité de mon préservatif, pour qu'il n'inspirât jamais de confiance, et qu'il demeurât par-là même condamné éternellement à l'oubli ? Si je n'avais vu dans une pareille détermination que mon intérêt de compromis, sans doute je l'aurais embrassée ; car, pour tout l'or du monde, je n'aurais pas voulu m'exposer à tous les dégoûts dont j'ai été abreuvé. Mais de plus nobles considérations se présentaient à mon ame ; et, sans parler de toutes les calomnies qu'il m'importait de détruire, l'amour de l'humanité suffisait pour m'engager à poursuivre l'exécution de mon entreprise. En conséquence et pleinement convaincu d'ailleurs que je ne courais aucun risque, je souffris sur ma personne ce que nul autre n'avait voulu essayer. J'eus constamment pour témoins et directeurs de mes opérations MM. les Commissaires et les malades eux-mêmes, qui ont fourni le virus. Enfin, au bout de dix mois, la combinaison variée de toutes ces expériences, continuées sans interruption, ne permit plus de douter de la certitude de la Prophylaxis siphylitique. Mon but était atteint, et je n'attendais plus, pour faire jouir la société du bienfait de ma découverte, que la publication du Rapport fait par MM. les Commissaires du Cercle médical, quand, tout à coup, sur la proposition de quelques Membres, et contre une Décision antérieure, cette publication fut suspendue jusqu'à ce que j'eusse fait connaître le moyen ou la composition du préservatif. Mais, avant d'y consentir, je suis décidé à attendre l'assentiment ou la conviction générale. Voilà ma principale ambition et la plus douce récompense de mes sacrifices.

Si quelques Membres de la Société, plus curieux de connaître la nature du préservatif, que satisfaits de la démonstration pratique, ont retardé de dix-huit mois cette publication, je ne dois pas priver plus long-temps le public et les gens de l'art de la Relation historique de mes Expériences, qui doivent exciter leur attention, et dont la vérité ne saurait être contestée.

DÉMONSTRATION
PRATIQUE
DE LA PROPHYLAXIS
SIPHYLITIQUE.

RELATION HISTORIQUE
DES EXPÉRIENCES

Qui ont eu lieu pour démontrer pratiquement l'efficacité du préservatif, dans les cas où l'Infection vénérienne doit s'effectuer nécessairement, tant par l'action positive du virus, que par la disposition actuelle et indubitable du sujet pour recevoir l'infection.

UNE commission nommée par la Société du Cercle médical, et composée de MM. Capuron, de Mangeon, Gardien et d'Olivéra, s'étant réunie dans l'Hôpital des

Vénériens de la capitale, MM. les Chirurgiens de cet établissement, associés à cette commission, se chargèrent de choisir, sur les malades de l'hospice, le pus vénérien le plus caractérisé. M'étant soumis à leur inspection et à leur direction, je leur proposai de m'inoculer plusieurs fois, de la manière qu'ils le jugeraient à propos, par le moyen de la lancette. L'objet de ces séances avait pour but d'empêcher le résultat de l'infection, d'en permettre une fois le développement jusqu'à un certain point dans l'expérience qu'on voudrait choisir. Je prévins qu'en permettant une ou deux fois l'infection, mon seul but était de prouver que j'étais disposé, comme un autre, à la prendre, et que, par conséquent, ce ne pouvait être que *mon préservatif* qui me garantirait de l'infection, et non une disposition invulnérable, que l'on pourrait supposer dans ma constitution. L'assemblée choisit de commun accord la première expérience, pour se convaincre de ma disposition à gagner l'infection, et je commençai le 7 novembre 1812, de la manière suivante :

Première Expérience, *avec la résolution préalable de permettre l'infection.*

Le 7 novembre 1812, M. le Chirurgien en second choisit, dans la salle publique de réception, un chancre vénérien bien caractérisé, et y trempa une lancette. Je me ratissai avec cet instrument le côté droit extérieur du prépuce, sans y faire du sang. Cinq jours après, je me présentai à l'hôpital, accompagné des membres de la commission, et je fis constater un ulcère léger dans le point ratissé, et un écoulement de pus entre le prépuce et la glande (*gonorrhée externe*); la glande de l'aine gauche était un peu gonflée. M. le Chirurgien en chef déclara qu'il voulait s'assurer si l'infection était décidément vénérienne, et qu'il fallait attendre encore quelques jours avant de me guérir. J'y consentis et j'attendis jusqu'au neuvième ; ce temps écoulé, je me présentai de nouveau ; l'ulcère était devenu un chancre bien prononcé. Il y avait aussi à l'entour trois autres petits chancres moins étendus. Tous les assistans déclarèrent l'infection vénérienne parfaitement caractérisée ; j'entrepris pour lors de me guérir, et trente jours après il ne parut rien sur le prépuce.

Le but avait été entièrement atteint.

L'expérience fut constatée par MM. les commissaires, et consignée sur le registre de l'hôpital.

DEUXIÈME EXPÉRIENCE, *avec la résolution préalable de me préserver.*

Le 18 décembre, je me ratissai encore le prépuce avec une lancette trempée dans un chancre vénérien, choisi avec *la même exactitude et les mêmes circonstances* que dans la première expérience. Immédiatement après, j'y appliquai le préservatif. Au bout de cinq jours, je me rendis à l'hôpital pour faire constater le résultat : on n'aperçut aucun ulcère ni aucune lésion sur le prépuce.

Le but de me préserver avait été atteint.

L'expérience fut constatée et consignée, etc.

TROISIÈME EXPÉRIENCE, *avec la résolution préalable de me préserver.*

Le 30 décembre, je fis une autre épreuve semblable, avec les mêmes circonstances. Je me présentai le 9 janvier 1813 ; le prépuce était sain, et sans aucune marque d'infection.

Le but de me préserver était rempli.

L'expérience fut constatée et consignée, etc.

QUATRIÈME EXPÉRIENCE, *avec la résolution préalable de me préserver.*

Le jour de ma présentation, 9 janvier, après avoir fait constater le résultat antérieur, je ratissai un autre endroit du prépuce, avec des circonstances pareilles, et j'y appliquai mon préservatif. Huit jours après, je me présentai de nouveau, sans avoir la moindre marque d'ulcération sur le prépuce.

Le but de me préserver avait été également atteint.

L'expérience fut constatée et consignée, etc.

CINQUIÈME EXPÉRIENCE, *par incision sanglante.*

M'étant rendu devant la commission, le 17 janvier, je me disposai à me faire une incision au lieu de me ratisser ; mais, au moment de faire cette incision, je prévis que la blessure pourrait offrir une suppuration trop peu déterminée pour que l'expérience parût décisive ; je pris donc le parti d'annuller cette épreuve et de la varier de la manière suivante, afin d'obtenir un résultat décisif. Je prévins de cette détermination.

SIXIÈME EXPÉRIENCE *par une double incision : l'une, simple* sans contagion ; *l'autre*, contagieuse.

J'avais pour but, dans cette expérience, de faire voir l'incision contagieuse cicatrisée, en même temps que l'incision non contagieuse, en empêchant le développement de l'infection dans le point inoculé, moyennant le préservatif.

En effet, le 10 février suivant, je me fis deux incisions : l'une, contagieuse, au côté gauche du prépuce, avec une lancette trempée dans le virus ; l'autre, non contagieuse, au côté droit, avec une lancette propre. Je me ratissai de même jusqu'au sang la partie comprise entre les deux incisions, avec une lancette trempée dans le virus ; j'appliquai mon préservatif aux deux points inoculés.

Je me présentai, le 17 du même mois, à l'hôpital. Les deux points inoculés et le point qui ne l'avait pas été, étaient tous les trois également cicatrisés. Cette double et triple expérience a prouvé que, moyennant le préservatif, la contagion ne s'est point développée dans les points inoculés ; car *l'incision contagieuse et la partie ratissée jusqu'au sang* ne se seraient pas cicatrisées en même temps que l'incision simple, si l'infection s'y était développée.

Le but était donc atteint.

L'expérience fut constatée et consignée, etc.

SEPTIÈME EXPÉRIENCE *d'une double inoculation, contagieuse dans deux différens points : avec le but de préserver l'un, moyennant l'application du préservatif, et de permettre dans l'autre le développement du mal, en n'y appliquant pas le préservatif.*

Le 17 février, je me ratissai jusqu'au sang le côté gauche du prépuce avec une lancette trempée dans le virus, et je me fis pareillement une incision contagieuse au côté droit, toujours avec les mêmes circonstances ; j'appliquai le préservatif sur le point ratissé et non sur l'incision ; au troisième jour, l'endroit ratissé n'offrait aucune lésion, et l'incision offrait un ulcère caractérisé vénérien.

Le but avait été atteint.

L'expérience fut constatée et consignée, etc.

Huitième Expérience, *avec la résolution préalable de me préserver.*

Le 24 mars, je pris une lancette qu'on avait trempée dans le virus, et me ratissai le côté gauche du prépuce de la même manière qu'auparavant.

Cinq jours après, je me présentai sans la moindre marque de maladie à l'endroit ratissé.

Le but était donc atteint.

L'expérience fut constatée et consignée, etc.

Neuvième Expérience : *deux points ratissés, avec la résolution préalable de préserver l'un et non pas l'autre.*

Le 12 mai, je me ratissai de chaque côté du prépuce, avec les mêmes circonstances qu'auparavant; j'appliquai ensuite mon préservatif au côté droit et non pas au côté gauche; mais j'avertis, au préalable, que si le préservatif se répandait par hasard d'un côté à l'autre, les deux points seraient également préservés, et qu'on ne pourrait, par conséquent, obtenir l'infection dans le côté gauche. Sept jours après, je me présentai dans l'hôpital, sans la moindre marque de maladie.

Ma conjecture s'était convertie en réalité.

L'expérience fut constatée, etc.

Dixième Expérience : *incision contagieuse, avec la résolution de me préserver.*

Le 19 mars, je me fis une incision au côté gauche du prépuce, avec les mêmes circonstances. Le 26, je me présentai sans la moindre marque de maladie.

Le but était rempli.

L'expérience fut constatée et consignée, etc.

Onzième Expérience : *doubles incisions, toutes contagieuses à l'un et à l'autre côté du prépuce, avec la résolution préalable de préserver un côté et de permettre l'infection dans l'autre.*

Le 3 juin, je me fis trois légères incisions contagieuses, très-rapprochées les unes des autres, au côté droit du prépuce, et trois autres également contagieuses au côté gauche; j'appliquai le préservatif à droite et non à gauche; et pour éviter l'inconvénient qui avait éloigné du but dans la neuvième expérience, je plaçai de la charpie entre les deux côtés, pour que le préservatif ne s'étendît pas d'un côté à l'autre; le troisième jour, les blessures où j'avais appliqué le préservatif, étaient cicatrisées; mais les blessures du côté gauche

gauche présentèrent un chancre bien caractérisé. Un bubon apparut aussi dans l'aine gauche. Je fus guéri de tout en moins de vingt jours.

Le but de cette expérience était rempli, aussi bien que celui de toutes les autres.

Dans les intervalles de chaque séance, je m'étais présenté chez chacun de MM. les commissaires.

Il y a plus d'un an que ces expériences sont terminées ; je conserve des cicatrices dans le bras gauche, résultat d'autres épreuves exécutées il y a plusieurs années. Personne ne m'a connu de meilleure santé que celle dont je jouis à présent.

LUNA.

PREMIERE QUESTION,

CONCERNANT LES EXPÉRIENCES.

La préservation a-t-elle été positive dans ma personne? ou autrement, l'infection aurait-elle dû se déclarer dans tous les points inoculés, si je n'avais pas employé le préservatif?

SOLUTION.

IL suffit de lire la combinaison de mes expériences, pour se convaincre de l'affirmative. Tout raisonnement ne fera peut-être qu'affaiblir la conviction; mais puisqu'il faut raisonner, voici la solution :

La disposition du sujet, quelle qu'on veuille la

supposer, organique ou humorale ; les points inoculés; l'occasion ; la manière de ratisser ; le virus ; toutes les circonstances sont les mêmes dans les expériences de préservation, que dans les expériences d'infection ; ce n'est pas un sujet différent qui vient d'être préservé et un autre qui s'est infecté. Donc, ou l'infection a dû se déclarer dans toutes les expériences de préservation ; ou elle n'a pas dû avoir lieu dans les expériences d'infection. Par conséquent, si les points préservés devaient être infectés nécessairement par l'action du virus, et, s'ils ne l'ont pas été, c'est le préservatif qui a empêché l'infection. Le préservatif a donc été positif; car tout effet positif, tel que l'infection, ne peut être empêché directement que par un autre agent également positif; l'action du feu, par exemple, sur un combustible, ne peut être directement éteinte par l'eau, qu'au moyen d'une force directe et aussi positive que celle du feu même.

Cette action positive du préservatif devient plus évidente encore, quand on voit préserver la partie ratissée jusqu'au sang, ainsi que l'incision, tandis que le point simplement ratissé n'a pas résisté à l'infection. On voit aussi dans la combinaison des Expériences, que l'infection et la préservation ont été produites alternativement dans un même point, toutes les circonstances étant les mêmes, excepté l'application du préservatif.

Avant d'aller plus loin, établissons les deux conclusions qui découlent immédiatement des faits que nous venons d'exposer.

PREMIÈRE CONCLUSION *qu'on doit tirer des Expériences.*

La préservation, chez moi, a été aussi positive dans les cas de préservation, que l'infection l'a été dans les cas d'infection; ou autrement, les points préservés l'ont été avec une telle précision, que, sans le préservatif, l'infection s'y serait déclarée nécessairement.

SECONDE CONCLUSION *des Expériences.*

La préservation, chez moi, étant une fois démontrée positive, ne peut cesser d'y être constamment telle, tant que les circonstances resteront d'ailleurs les mêmes.

DEUXIEME QUESTION.

Tout autre sujet sera-t-il également préservé, en s'exposant à l'inoculation contagieuse par lancette ?

SOLUTION.

Tout autre sujet, soumis à la même épreuve, et également disposé, ne peut être qu'également préservé par le prophylactique, de même qu'il serait également infecté par le virus. Cette assertion est presqu'un axiome, dont la démonstration se trouve dans l'énoncé même; car des milliers d'individus exposés aux mêmes circonstances, ne sont, aux yeux du critique habile, qu'une seule et même personne : de même que l'âge, le sexe, le tempérament, le climat ou quelque autre circonstance, ne peuvent faire manquer qu'accidentellement et non directement l'action du virus, parce que celle-ci *est positive*, de même ces différences ne peuvent faire manquer qu'accidentellement et non directement l'action du préservatif, parce que celle-ci est positive, selon les expériences. Je me suis préservé, malgré la réunion de toutes les circonstances *suffisantes* pour produire l'infection; d'autres individus seront préservés également, malgré la réunion de ces mêmes circonstances, avec la même certitude que je l'ai été.

Supposons un autre sujet plus susceptible, c'est-à-dire, un sujet chez lequel le simple contact suffise pour produire l'infection, au moment qu'il devient infecté; il ne fait qu'atteindre et non dépasser le dernier degré de disposition nécessaire pour être infecté. Au moment où deux personnes sont infectées, par exemple, l'une par simple contact, l'autre par incision, toutes les deux ne font qu'atteindre le dernier degré de *disposition suffisante*; l'une peut être plus infectée que l'autre dans ce moment, mais non plus disposée. C'est dans ce dernier degré de disposition suffisante qu'a été démontrée (*dans toute la force du terme*) l'action positive de mon préservatif.

Quelques cas extraordinaires ou mal interprétés ne peuvent détruire la certitude positive et générale du préservatif, de même que quelques cas extraordinaires ou mal interprétés ne peuvent détruire la certitude positive et générale de l'infection.

La vaccine même, reconnue généralement comme préservatif, devient inefficace chez quelques individus.

Pour que mon préservatif ne devienne pas inutile, il faut, 1°. l'appliquer avec méthode et avec exactitude chaque fois qu'on s'expose; 2°. il faut que le membre et le point exposés soient tout à fait sains, et que la personne ne conserve le moindre vestige vérolique d'une infection antérieure; 3°. il faut l'appliquer précisément sur le point inoculé, et avant que l'infection se soit développée ou enracinée. Si on ne fait usage du prophylactique que trop tard, et sans toucher le point mordu du virus *en contact*, ou si on s'expose tout de suite et on reproduit sur le même point une nouvelle inoculation avant que l'antérieure soit sanifiée, on risque de ne pas obtenir de bons résultats.

TROISIÈME CONCLUSION *des Expériences.*

Tout autre sujet disposé et exposé comme moi, sera préservé par l'action positive du préservatif, avec la même certitude d'analogie qu'il sera infecté par l'action positive du virus.

QUATRIÈME CONCLUSION *des Expériences.*

La préservation chez un autre, une fois avouée positive, comme chez moi, ne peut cesser d'y être constamment positive, tout restant d'ailleurs le même, et le sujet et les circonstances.

TROISIEME QUESTION.

Il est prouvé que la préservation, dans les cas d'inoculation par lancette, a lieu généralement chez tous les sujets; mais peut-on conclure de-là qu'elle aura lieu également dans les cas de

la co-habitation contagieuse, où le contact est plus intime, où il y a plus d'orgasme, où il y a l'inflation voluptueuse, et peut-être quelqu'autre aptitude inconnue?

SOLUTION.

Quelque aptitude inconnue qu'on veuille supposer dans l'acte sexuel, ce ne peut être autre chose que le dernier degré de *disposition suffisante*; ce degré de disposition suffisante a été *positivement* préservé dans l'inoculation par lancette; puisque dans la co-habitation, il ne peut exister quelque aptitude ultérieure que le dernier degré de disposition suffisante, celui-ci sera préservé nécessairement dans la co-habitation par la même action positive.

Les points en contact dans la co-habitation ont un rapport très-intime, je l'avoue; mais le contact de la lancette qui arrache la peau en la ratissant, est plus intime encore.

Les points en contact dans la co-habitation sont plus irritables, à cause de l'orgasme et de l'inflation voluptueuse, que dans l'état ordinaire : je l'avoue encore; mais ces points ne sont pas plus irritables, ni plus irrités, que les points ratissés jusqu'au sang....

Les points, dans la co-habitation, ont un contact

plus voluptueux et plus doux que dans l'inoculation par lancette, j'en conviens; mais il faut aussi convenir que le contact doux dispose beaucoup moins à la contagion, que le contact par incision.....

Il y a un grand nombre de points en contact dans la co-habitation, sans doute; mais en revanche, il y a dans le point exposé à l'action irritante de la lancette un contact bien plus intime; il y a enfin dans celui-ci *le dernier degré de disposition suffisante*.....

Je ne sais si les partisans des aptitudes inconnues voudraient objecter encore que la contagion peut être *diffusive* momentanément sur toute la substance du corps dans l'acte sexuel : ce serait vraiment un rêve; car si l'infection était *diffusive* dans toute la substance, elle se développerait simultanément dans tout le corps, ou au moins dans quelqu'endroit éloigné du point inoculé par le contact; ce qu'on ne voit pas; elle ne serait pas fixée primitivement dans le point inoculé; ce que pourtant on voit toujours; elle se communiquerait à la manière d'un gaz, par la respiration; ce que néanmoins l'on n'a jamais vu.....

Il n'y a d'autre aptitude inconnue ni d'autre mystère dans l'infection vénérienne, que le contact du pus d'un ulcère primitif. C'est par le seul contact que les enfans attrapent l'infection *connata* par les yeux, le front, la bouche, etc. Ce ne fut que par le seul contact des mains, des baisers, etc., etc., que le virus fit d'affreux ravages dans les premiers temps de son invasion en Europe; et après cette époque, les gens évitant de se toucher les uns les autres, la contagion s'est bornée et réduite au seul contact inévitable des deux sexes; dès-lors, on commença à regarder le mal comme particulier aux parties génitales, et on le nomma pour cette raison vénérien. « Nos contemporains, imbus de cette dernière idée, ont fini par se moquer des anciens auteurs, qui croyaient la maladie vénérienne comme pestilentielle sans le coït. » On a recommencé depuis peu à croire que le contact sans coït communique l'infection tout comme le contact par coït. Selon le rapport de Bowman au gouvernement anglais, les habitans actuels du Canada sont atteints de la maladie, sans l'avoir contractée par l'acte sexuel et sans éprouver la moindre affection aux parties génitales; ils perdent des membres entiers, les narines, les yeux, la langue, etc.

Mais qu'est-il besoin, après mes expériences, de recourir à des faits étrangers, pour en conclure que c'est le contact qui produit essentiellement l'infection?

CINQUIÈME CONCLUSION *des Expériences.*

Si donc le contact est le seul moyen de communiquer l'infection, et si on préserve de celle-ci dans le cas du contact le plus immédiat et le plus exposé, celui d'incision irritante, à plus forte raison, en préservera-t-on dans le contact par cohabitation, lequel n'est qu'un contact moins intime et moins exposé, à proportion qu'il est plus doux.

SIXIÈME CONCLUSION *des Expériences.*

Les enfans peuvent être préservés par le même prophylactique, si l'on se hâte de leur en faire l'application : la délicatesse de leur peau ne peut permettre qu'un retard de quelques minutes.

QUATRIEME QUESTION.

Le prophylactique qui a préservé de l'infection des chancres, préservera-t-il de la blénorhée et de quelqu'autre symptôme?

SOLUTION.

Je réponds à cette question par mes expériences ; elles ont démontré que mon prophylactique a empêché, dans toutes les épreuves de préservation, non-seulement les chancres, mais aussi la blénorhée, qui furent les deux symptômes produits dans ma première expérience.

Mon remède, en effet, ne peut avoir préservé des chancres qu'en neutralisant le virus et la disposition actuelle du point inoculé : donc, si mon prophylactique a cette vertu, il doit préserver, non-seulement des chancres, mais à plus forte raison de la blénorhée, qui est une infection moins enracinée dans son principe que celle des chancres et de tout autre développement qu'on voudrait supposer primitif et immédiat, puisque ce n'est que par les mêmes moyens de neutralisation qu'on peut préserver du premier développement; il n'y a que les chancres et la blénorhée qui soient les premiers développemens ou les symptômes immédiats produits par l'action du virus sur le point inoculé : si on empêche ces premiers développemens, on prévient par conséquent tous les autres symptômes ultérieurs, qui ne sont que médiats, secondaires ou accessoires.

Le bubon, qui se manifeste presque dans l'acte du premier développement chancreux ou blénorhoïque, n'est point précisément vénérien, il n'est que spasmodique; car souvent il n'existe qu'autant que les chancres ou la blénorhée tardent à se guérir; même il arrive souvent sans la présence du virus. Il y a plus; quand il provient sympathiquement d'un chancre contagieux, il n'est cependant pas contagieux lui-même : car le pus de sa suppuration n'infecte pas, à moins que son ulcère ne soit inoculé postérieurement par le pus d'un chancre ou celui d'une blénorhée vénérienne.

Le bubon ne tarda à disparaître de soi-même dans mes expériences d'infection, qu'autant que le chancre qui produisait le spasme, tarda à se guérir; il n'était donc que spasmodique dans son premier développement. Si la glande affectée de spasme et obstruée devient irritée par des échauffans internes ou externes, c'est alors qu'elle s'enflamme et tombe en suppuration, mais sans être cependant vénérienne et contagieuse.

Revenons à la gonorrhée :

Qu'est-ce que la gonorrhée ordinaire vénérienne ? C'est une surabondance de sucs dégénérés en pus par l'érosion plus ou moins profonde du virus. C'est ce que démontre la dissection de cadavres gonorrhoïques ; c'est ce qu'on a vu dans la gonorrhée extérieure de ma première expérience, où le poison gonorrhoïque vénérien était de la même nature et de même origine que celui de l'ulcère lui-même. Il n'est que ridicule qu'on ait voulu disputer sur l'identité du virus dans les deux affections (1).

Quel est l'endroit de toutes les gonorrhées primitives ordinaires ? Chez l'homme, c'est la fosse naviculaire, tout près de l'orifice de l'urètre ; chez la femme, c'est le vagin, jamais l'urètre ; je ne parle que de la gonorrhée primitive ordinaire, effet immé-

---

(1) *Quelques personnes qui aiment à disputer ont voulu soutenir que toutes les gonorrhées sont vénériennes ; d'autres soutiennent qu'aucune ne l'est. Les uns et les autres ont tort, et ils ne méritent pas même qu'on les réfute. Les praticiens sont d'accord qu'il y a plusieurs gonorrhées. Hecker en compte jusqu'à quinze, et on en peut compter d'autres, qui sont très-communes, surtout chez les femmes ; qui même se développent quelquefois dans l'acte sexuel, et qui peuvent être compliquées avec la gonorrhée vénérienne ; mais qui existent séparément et ne sont pas siphylitiques.*

diat d'un acte impur, et non des gonorrhées secondaires, résultat d'un mauvais traitement ou d'une autre espèce de contact contagieux.

Appliquant donc à cet endroit le prophylactique selon la méthode, on y préserve de l'infection gonorrhoïque, de même qu'on y préserve d'un ulcère.

SEPTIÈME CONCLUSION *des Expériences.*

On se préserve de la gonorrhée vénérienne, produite par le simple contact sexuel, bien mieux qu'on ne se préserve d'un ulcère produit par une ratissure sanglante et une incision (1).

---

(1) *En parlant de la gonorrhée, je ne puis me dispenser de faire part aux praticiens d'une nouvelle seringue de mon invention. « Les injections ont un grand inconvénient, dit le célèbre Hecker; c'est que l'action du fluide sur les parties malades ne peut être continuelle; la distention et les frottemens réitérés de la seringue, la mal-adresse du malade, deviennent aussi funestes que le mal même. » Je préviens tous ces inconvéniens par cette nouvelle seringue, qui n'est pas plus large que le tuyau d'une plume, ni plus longue qu'un tiers de doigt. Moyennant cet instrument, on introduit* en poudre *tout médicament préservatif ou curatif à la profondeur qu'on veut, sans les pousser, c'est-à-dire, sans choquer les parties malades. Les quatre moyens connus jusqu'à présent ont des inconvéniens que la nouvelle seringue à poudre n'a pas, pourvu qu'une inflammation accidentelle n'empêche pas son introduction.*

CINQUIEME QUESTION.

Peut-être le préservatif en question répercute l'infection, ou la cache dans le point inoculé ; et dans ce cas, ce n'est pas un préservatif.

SOLUTION.

1°. Le préservatif en question n'est pas un répercussif ; en l'appliquant dans l'hôpital aux ulcères de ceux qui me fournissaient le pus, il en faisait sortir une grande quantité de baves. D'ailleurs, s'il était répercussif, et s'il n'était pas innocent, je me serais bien gardé de me l'appliquer.

2°. Les répercussifs ne cachent pas l'infection : au contraire, ils l'aigrissent.

3°. L'infection commence toujours par le point inoculé. Aucune infection n'a été vue sur ce point dans les expériences de préservation.

4°. C'est une erreur de croire que l'infection virulente qui se développe sur la peau dans l'espace de vingt-quatre heures, puisse rester inactive pendant plusieurs années dans les membranes intérieures, qui sont plus disposées que la peau. C'est par cette raison qu'un individu infecté ne cesse d'éprouver quelque symptôme tant que dure son infection. Après plusieurs années d'essais sur moi-même, personne, comme je l'ai déjà dit, ne m'a connu jouissant d'une meilleure santé qu'à présent.

HUITIÈME CONCLUSION *des Expériences.*

Si le préservatif en question n'est pas un répercussif; si aucun symptôme vénérien ne se développe ni dans l'intérieur, ni dans l'extérieur, après le temps nécessaire pour ce développement, le préservatif n'a donc ni répercuté ni caché l'infection; il a préservé de tout résultat ultérieur, en empêchant le premier et immédiat développement qui aurait dû d'abord se manifester.

SIXIEME QUESTION.

Les chancres dans lesquels on a trempé la lancette qui servait à mes Expériences, étaient-ils de nature vénérienne ?

SOLUTION.

C'est à MM. les commissaires et les chirurgiens de l'hôpital de répondre à cette question, puisque c'est eux

eux qui ont choisi le virus dont je me suis servi et non pas moi.

Si ces Messieurs ne connaissent pas les chancres vénériens, s'il n'est pas sûr qu'on puisse trouver du virus dans un hôpital où on ne reçoit que des malades vénériens, où faudra-t-il en chercher? à qui en demander?

Ce qu'il y a de certain, c'est que j'ai été infecté toutes les fois que j'avais résolu préalablement de supprimer l'application de mon préservatif dans les épreuves d'infection, et que MM. les commissaires m'ont fait attendre dans les expériences d'infection jusqu'à ce qu'ils se fussent bien assurés que les effets de l'inoculation étaient de nature vénérienne; donc le virus employé l'était aussi. S'il n'existe pas de signe pour déterminer chimiquement la nature du poison vénérien, il y a l'ensemble de plusieurs signes qui en indiquent l'espèce à des savans praticiens tels que MM. les Commissaires et MM. les Chirurgiens de l'Hôpital des Vénériens.

J'ai cru devoir offrir aux gens de l'art cette question, non que ce soit une objection directe, mais parce que je me rappelle qu'elle m'a été faite verbalement, le jour de la présentation du rapport, par un des Membres de la Société. Je suis prêt, lui répondis-je, en présence de ses collègues, à répéter mes Expériences et à m'inoculer avec le virus que vous choisirez à votre gré, si vous voulez vous inoculer vous-même avec celui dont je me suis servi, et que vous ne croyez pas être de nature vénérienne. Pourquoi n'a-t-il pas voulu souscrire à ma proposition? Parce qu'il sentit la faiblesse de son objection.

Le même membre me dit de plus qu'il existait des préservatifs connus.....

Mais proposer, recommander une drogue, comme remède, ce n'est pas prouver sa vertu; comme avoir un nœud entre les mains, n'est pas le délier. A quoi faut-il s'en tenir? S'il y a quelque préservatif connu dans la médecine, pourquoi ne préserve-t-on pas les enfans? pourquoi laisse-t-on les adultes livrés au poison destructeur? quel est le but de tant d'objections? S'il y a quelque préservatif authentiquement connu, donnez-m'en des preuves qui le constatent positivement; car, sans cela, il n'y en aura d'autre que le mien. Ces considérations restèrent sans réponse.

Mais la Société, répliqua-t-il encore, doit connaître le remède avant de donner son assentiment, ou de prononcer son jugement.....

D'après le résultat de mes expériences, elle n'a pas besoin de connaître la composition du remède pour prononcer son jugement.

La Société, ajouta-t-il enfin, en publiant vos expériences, autoriserait la spéculation d'un remède qui favoriserait le libertinage...... La crainte de la contagion réprime le vice, et porte aux établissemens......

Je ne sais pas si la crainte de l'abus doit proscrire l'usage salutaire d'un Prophylactique, et même du curatif dont on se sert; mais je sais que le devoir d'un médecin est d'avérer tout ce qui peut tendre au bien de l'humanité ; c'est à la loi de punir les abus qu'on en pourra faire.

Si la crainte de la contagion réprime le vice, je dirai, en passant, *contra producentem*, que la crainte de la contagion enfante d'autres vices qu'on ne peut nommer sans rougir, et qui, étant contraires à la génération, sont réprouvés par la nature, et par toutes les lois sociales. Le mariage, pour être un acte moral, doit avoir un but plus noble que la crainte de la contagion ; le bonheur de l'amitié, et une inclination que la nature inspire aux animaux mêmes, seront toujours la cause qui portera les hommes à se marier, malgré tout ce qu'en disent les antagonistes de ce lien.

Enfin, mon Prophylactique cessera-t-il d'être immoral, en vous communiquant sa composition ?

NEUVIÈME et dernière CONCLUSION des *Expériences*.

La démonstration de la prophylaxis vénérienne est achevée. Les objections qu'on m'a faites jusqu'à présent ont toutes été réfutées ; je les ai discutées séparément par analyse, moyen sûr d'éclaircir une vérité.

La combinaison de mes expériences est un événement unique dans l'histoire de la médecine.

N'oublions pas que ma question n'est pas de guérir l'infection après qu'elle a été produite, mais seulement de l'empêcher. Dans les expériences d'infection, je ne me suis guéri que par le curatif connu.

Voici précisément ma question : De même qu'on se préserve de tous les symptômes et de la mort causée par la morsure d'une vipère meurtrière, peut-on se préserver aussi de tous les symptômes et de la mort causée par la morsure ou le contact contagieux siphylitique ? C'est un problême que la médecine n'avait pas résolu, et que je viens de résoudre pratiquement par des expériences positives et authentiques. *Si elles ne sont pas convaincantes, quelles preuves plus positives et plus directes pourrait-on exiger pour une démonstration ?*

Il n'y a que le célèbre Hunter qui ait essayé d'employer le nitrate d'argent sur un homme qui voulut bien se soumettre aux épreuves de l'inoculation par lancette ; mais cet homme resta infecté pendant trois ans ; donc la démonstration de la prophylaxis resta indécise.

La mixture thébaïque de Girtennar, les formules de

Feyteaud, l'anti-siphylitique de Knox, les flacons de Guiton-Morveau, le prétendu spécifique de Hander, et plusieurs autres moyens, proposés en théorie comme préservatifs, n'ont pas plus de garantie que le nitrate d'argent, un des plus vantés.

Qu'il me soit donc permis d'assurer que le privilége et la gloire d'avoir démontré la prophylaxis vénérienne m'appartiennent exclusivement (1).

---

(1) *Je prie les gens de l'art de ne pas confondre ma découverte avec un savon annoncé dans Paris comme préservatif de la syphilis, d'abord breveté par importation d'Angleterre, et en dernier lieu publié comme découverte brevetée par le Roi.*

Voici ce que porte, à l'égard des brevets, le Moniteur *du 20 mars* 1814 : Le Gouvernement ne garantit ni la vérité, ni le succès d'aucune importation ou invention brevetée ; il accorde tout brevet sans examen préalable, et sur une simple requête, se réservant le droit de priver la personne brevetée de son titre, dans le cas d'imposture, et même de la punir, dans le cas où elle en ferait un usage dangereux à la salubrité publique. *Tout le monde sentira sans doute l'extrême différence qu'il y a entre une démonstration scientifique, que les praticiens n'ont pu obtenir depuis plusieurs siècles, et un brevet, toujours accordé à tous ceux qui le demandent, sans être tenus de prouver préalablement si leurs drogues sont de véritables remèdes. MM. les médecins et chirurgiens français et anglais savent bien qu'il n'existe en Angleterre aucun préservatif authentiquement*

SEPTIEME QUESTION.

Serait-il possible d'extirper pour toujours la maladie vénérienne, par la destruction radicale et universelle des germes varioliques ?

SOLUTION.

Les hommes de l'art répondent affirmativement. Tous sont persuadés par expérience que cette maladie ne peut naître spontanément,

---

démontré, et que les habitans de la Grande-Bretagne sont attaqués de la syphilis comme les autres peuples.

On ne saurait trop le répéter, tant qu'on ne justifiera pas le titre de préservatif par des expériences authentiques, et sans la crainte de se soumettre soi-même, s'il le faut, aux épreuves positives, tout prétendu prophylactique sera justement regardé comme incertain, inefficace, quoique breveté, et capable d'ailleurs (par une confiance trompeuse) *de produire une propagation incalculable.*

Ayant mêlé mon prophylactique avec du savon dans

comme la petite-vérole, et qu'elle est toujours communiquée, dans son origine, par le contact du virus.

D'après les calculs du docteur Besnard (1), l'épidémie vénérienne produit, en effet, plus de ravages que la peste, que la petite-vérole, et que toutes les épidémies ensemble.

La peste et les autres épidémies, il est vrai, moissonnent d'innombrables victimes; mais ces fléaux sont rares, et jamais un individu n'en est atteint deux fois dans le cours de sa vie; ils ont un terme court et limité dans diverses saisons; ils épargnent différens

---

quelques essais, cette circonstance, et surtout la publicité de mes Expériences, ont fait croire par erreur au public, et au Cercle Médical même, que j'étais le porteur du brevet postérieurement annoncé : je suis loin de faire aucune réclamation, je ne crains pas qu'un brevet quelconque, ou qu'une contrefaçon, aussi illusoire qu'impossible, puisse me contester la gloire d'unique démonstrateur; mais je croirais manquer à mon devoir si je ne détrompais tout le monde à ce sujet, et si je n'avouais pas que le mélange de toutes substances savonneuses était inutile et dangereux dans beaucoup de circonstances.

(1) *Ce médecin, conseiller du roi de Bavière, vient de faire des expériences dans les hôpitaux de Strasbourg,*

tempéramens, différens âges, plusieurs populations, plusieurs climats, plusieurs lieux, où l'on peut se réfugier; mais le mal vénérien se trouve partout; il se cache dans l'endroit même où la nature prescrit impérieusement l'union sexuelle des individus. Il y a plus : il ne se borne pas à ces organes réservés, comme on le croit : il se communique souvent, sans qu'on s'en doute, par des organes non-réservés, comme la bouche, la langue, les narines, les yeux, les oreilles, la gorge, les doigts, etc., etc. Jamais le mal vénérien n'est plus répandu, jamais il ne fait plus de ravages, et souvent n'est moins guérissable, que lorsque ces organes sont les conducteurs et les récipiens de la contagion. C'est alors que leur chute, celle des mains, des pieds et d'autres parties du corps, précède la mort de plusieurs victimes du hasard et de la confusion (1); c'est alors que les mariages les plus

---

où il a tenté de prouver que le mercure est plutôt un venin qu'un remede, et qu'on peut guérir le mal vénérien sans en faire usage. Il a aussi inventé une teinture anti-syphilitique, qui m'a été communiquée.

(1) *Il faudrait un volume pour rappeler les divers effets du hasard. Les enfans infectent les nourrices, et les nourrices les enfans. Swédiaur rapporte qu'il a connu une sage-femme, qui ayant une dartre syphilitique au bras, communiqua la vérole successivement à plus de cent femmes. Il existe à Paris un homme qui me fit connaître un ulcère presque gonorrhoïque dans un doigt de la main, et un bubon à l'axille. Ce qu'il y a de*

réglés et que les personnes les plus chastes ne sont pas exempts de la contagion.

Ces effets affreux sont bien attestés par le triste souvenir du quinzième siècle, par les observations de plusieurs de nos contemporains, par le spectacle présent du Canada, où ce mal est appelé *le mal anglais.* Il faut le dire : la contagion vénérienne ne s'appaise que lorsqu'elle est renfermée dans les organes réservés au commerce sexuel. Mais ici même, toute bénigne qu'elle est, elle détruit, elle anéantit les organes que réclame la propagation, et même la conservation ; elle s'irrite et empoisonne les générations, et change en amertume les doux plaisirs que la nature offre aux générateurs en récompense de sa révivification successive. Le mal vénérien, cent fois plus durable que les épidémies et la peste, est cent fois plus pernicieux. C'est un feu phosphorique, invisible, qui brûle jour et nuit, et embrase insensiblement tout le systême, attisé par les efforts de la nature ou secondé par son état passif. On a vu des malades conserver l'infection pendant dix-neuf ans : les os du palais, du crâne, des pubis, des cuisses, des mains, etaient cariés ; enfin, tous les os et les chairs étaient

---

singulier à l'égard de ces effets du hasard, c'est qu'une personne, la plus contagieuse possible, n'infecte les autres que par le point ulcéré ou inoculé primitivement à l'extérieur ; le mal vénérien ressemble à la vipère, en ce qu'il ne communique le virus que par un point ; dans l'un, c'est l'ulcère ; dans l'autre, c'est la dent.

rongés par morceaux (1). Le virus vénérien ne se laisse jamais apprivoiser par la nature ; au contraire, il se propage et se multiplie à l'infini, il se reproduit plusieurs fois dans un même sujet auparavant malade : tantôt lent, tantôt actif, il ne cesse d'être aigu que pour devenir plus insidieux et se manifester ensuite avec plus de violence. A travers le silence imposé par la pudeur, le poison vénérien va toujours errant çà et là, de personne en personne, et n'épargne aucun climat, aucune saison, aucun individu, aucun âge, aucun tempérament.

Ce serait donc un bonheur incalculable pour l'humanité, d'en extirper pour toujours le germe funeste, et d'arrêter à jamais les ravages d'une contagion aussi redoutable.

---

(1) *Beffman a vu se détacher une jambe à l'articulation du genou ; j'en ai vu une se dessécher entièrement.*

HUITIEME QUESTION.

Le remède curatif suffit-il pour extirper entièrement les germes vénériens?

Non.

L'expérience des siècles l'atteste.

Semblable à la mauvaise herbe qui se reproduit à mesure qu'on la coupe, et revit toujours, malgré les soins employés à la détruire, le mal vénérien résiste à tous les curatifs, et se perpétue sans cesse. Rien ne peut s'opposer à sa propagation, et toute surveillance à cet égard demeurera constamment sans effet; car comment empêcher jamais le commerce naturel et clandestin qui répand le virus? Comment savoir que tel individu est infecté, lorsqu'il l'ignore souvent lui-même? Que faire quand une prostituée renferme la contagion dans son sein, qu'elle ne s'en n'aperçoit qu'après avoir partagé son dépôt (1)?

---

(1) « *Nous voyons très-souvent*, *dit Swediaur*, » *que des femmes publiques communiquent la mala-* » *die à différentes personnes pendant plusieurs se-*

Divers réglemens ont été établis par de sages Gouvernemens, concernant les lieux de prostitution. En 1347, Jeanne Ière. établit un réglement à Avignon (*Disciplina lupanaris publici Avenionensis*). Le parlement de Paris obligea, en 1497, sous peine de mort (de la hart), les malades vénériens à quitter la capitale, s'ils n'étaient pas domiciliés, ou s'ils l'étaient, de se mettre en réclusion chez eux ou à Saint-Germain des Prés. Le conseil du roi d'Ecosse rendit un pareil décret, à la vérité plus tyrannique que politique; ce décret ne condamnait pas à mort ceux qui avaient infecté les autres, mais seulement ceux qui pouvaient infecter hors de la réclusion. Il eût été plus humain de chercher un préservatif; car il est presqu'aussi impossible de réprimer les actes privés, que de contraindre la volonté. Si nous remontons plus haut, nous verrons que Moïse condamnait à l'ignominie, comme immondes, ceux des Israélites qui étaient atteints de l'*humor fœdus;* les femmes gâtées (*non putæ*) étaient privées de la société, et obligées, comme les hommes, d'observer un réglement préservatif prescrit par leur législateur (1).

» *maines de suite, tandis qu'elles n'en ont pas elles-*
» *mêmes le moindre symptôme apparent, soit local, soit*
» *général.* »

(1) *Il était commandé aux magistrats de le promulguer, selon le verset* 35, chap. XV *du Lévitique :* Docebitis ergo filios Israel, ut caveant immunditiem, et non moriantur in sordibus suis.

Chez les Israélites, on regardait comme des préceptes religieux ceux qui prescrivaient l'observation des lois naturelles, et tout ce qui était relatif à la santé publique ; c'est pourquoi leur religion défendait de manger la chair de porc, parce qu'en Judée cet animal est sujet à la lèpre (1).

Les hommes même entre eux, *dans la crainte de la contagion*, se sont créé des jouissances artificielles ; mais les ressources de ces jouissances, loin d'extirper les germes vénériens, n'ont fait, au contraire, que les multiplier et les rendre plus ravageux.

Malgré ces détestables ressources, malgré tous les statuts et réglemens, les Juifs ont conservé leur *humor fœdus* ou leur judhan, les Ecossais leur sibben, les Américains leur yaws, les Indostans leur feu persan, l'Asie ses lichens, l'Afrique son mal français et espagnol, et toute l'Europe son venin syphilitique. La postérité de l'ancien monde souffre sans cesse de la maladie appelée autrefois *punition du ciel*, *maladie ensorcelée*, et regardée comme provenant *de la tête d'Ariès*.

La foule des charlatans, en surprenant clandestine-

---

(1) *Les vaches sont sujettes à une peste, la plus pernicieuse qui existe dans la nature. S'il arrive que la vaccine soit compliquée avec cette peste meurtrière, ne sera-ce pas un inconvénient qui devra faire quelque jour préférer l'inoculation de la petite-vérole humaine bénigne à celle de la vaccine? Les savans peuvent s'occuper à discuter cette question prématurée.*

ment les malades, a fait plus de ravages que le poison même, par de prétendus secrets si ravissans pour la crédulité du vulgaire. Les savans, à leur tour, se sont accablés de doutes sur le traitement de la maladie vénérienne. En voulant la guérir, ils en ont créé souvent une nouvelle, née de leur propre remède, et appelée mercurielle, aussi périlleuse que la vérole même, avec laquelle elle a d'ailleurs une entière ressemblance. Interrogez les savans sur les circonstances précises et le moment de l'infection, sur l'époque de son développement, soit interne, soit externe; demandez-leur quel est l'instant propice qu'il faut saisir précisément pour administrer le mercure; demandez encore dans quels cas les remèdes sont insuffisans et pourquoi la nature elle-même ne suffit-elle pas; pourquoi de deux personnes dans le même cas d'exposition, l'une est atteinte de l'infection, et l'autre s'y dérobe, etc., etc. On ne peut répondre à ces questions, qu'après avoir vu mes expériences.

Mais concluons; l'expérience des siècles nous a prouvé que le curatif ne suffit pas pour extirper le germe vénérien, et que la contagion ne cesse de se propager, malgré le curatif, soit par des contacts réservés ou des contacts non-réservés et fortuits. S'il a été impossible d'étouffer par le curatif une seule étincelle du mal dans les premiers temps de l'invasion du germe vénérien en Europe, comment viendrait-on à bout d'en éteindre des milliers de foyers? Mais supposons pour le moment que nous ayons délivré de cette contagion, par le moyen du curatif, une ville ou un royaume entier, qui nous garantira d'un autre Colomb ? Le préservatif.

NEUVIEME QUESTION.

Le préservatif suffira-t-il pour extirper le germe vénérien, et par conséquent la maladie ?

Oui ; car si tout le monde se préserve, la contagion ne pourra plus se propager.

Par l'usage du préservatif, les hôpitaux vénériens seront déserts ; par son secours, on sauvera un nombre infini de personnes, victimes du hasard ou d'une faiblesse, et d'autres qui deviennent incurables et finissent par en mourir (1) ; on sauvera des milliers

(1) *Surtout dans la Barbarie, où Léon africain assure que l'on ne guérit jamais. Cette catastrophe arrive souvent chez nous et chez les Brames, qui* (*dit-on*) *possèdent le secret assuré de se guérir. Pour moi, je ne crois pas à ce secret isolé, car on n'y verrait pas la maladie vénérienne finir par la lèpre noire, connue des Grecs et des Latins.*

d'enfans, qui prennent au moment de naître la maladie *Connata* (1), et qui meurent presque tous inévitablement, par le défaut du curatif connu (2).

L'humanité, la morale bien entendue, réclamaient depuis long-temps un préservatif, comme l'unique moyen de sauver ces victimes innocentes.

Un grand nombre de maladies ne seront plus compliquées, masquées ou confondues avec la syphilis; et la race humaine deviendra plus robuste.

---

(1) *On ne doit pas confondre la maladie héréditaire vénérienne* Connata, *qui est très-fréquente, avec la maladie qu'on appelle* Congenita, *et que je crois impossible de vérifier, car le virus détruirait plutôt le tendre embryon dans le premier moment de sa formation; celui-ci ne peut hériter que de la disposition cachétique, ou une constitution rachitique, résultat accessoire de l'infection.*

(2) *C'est ce que rapporte M. Doublet, médecin et directeur de l'hôpital des enfans vénériens, et que l'expérience confirme journellement.*

APPENDICE.

Ces feuilles étaient déjà sous presse, lorsque le Cercle médical m'a enfin fait délivrer, le 24 janvier 1815, un extrait du rapport de ses Commissaires, certifié conforme à l'original par M. Chardel, secrétaire. Les faits et les dates y sont les mêmes que dans le récit de mes Expériences, qu'on vient de lire.

Cet extrait renferme, en outre, six réflexions, qui n'ajoutent rien aux objections que je me suis faites d'avance moi-même ; on trouve, par conséquent, la solution complète dans les conclusions tirées des questions proposées dans cet opuscule, avec l'ordre analytique qui convient à l'éclaircissement d'une vérité (1).

Je laisse à tous les savans le droit d'approuver ou de rejeter mes conclusions ; car ce droit n'appartient pas

---

(1) *Voici textuellement les réflexions qui terminent le Rapport :*

1°. *Ce remède n'est censé agir que contre les chancres, qui ne sont qu'un des symptômes de la maladie vénérienne.* (Lisez la réponse à cette réflexion dans la question quatrième.)

2°. *Dans ces sortes d'épreuves, les organes de la gé-*

exclusivement aux Membres du Cercle Médical. Si les uns et les autres, guidés par les règles du raisonnement, sont convaincus que mes conclusions découlent de faits avérés, il est juste qu'ils avouent que les réflexions de l'extrait ne détruisent en aucune manière la

---

nération ne sont point dans les circonstances où ils sont placés par la co-habitation. (Lisez la troisième question.)

3°. *Il n'est aucun signe qui puisse caractériser la nature vénérienne des ulcères où l'on a trempé la lancette dont on s'est servi pour ces épreuves.* (Si on convient dans la première réflexion, que mon remède agit contre les chancres, il me semble que cette troisième réflexion est contradictoire avec la première. Au reste, lisez la sixième question.)

4°. *En supposant même que l'expérimentateur se soit inoculé le virus vénérien, et en ait neutralisé les effets au moyen de son remède, il n'est point prouvé qu'il aurait le même succès sur d'autres individus qui différeraient par l'âge, le sexe, le tempérament, le climat,* etc. (Lisez la deuxième question.)

5°. *L'expérimentateur s'étant réservé le secret de son remède, les Commissaires n'ont point osé prendre sur eux de prononcer sur sa vertu, ni sur l'innocuité d'une drogue dont ils ne connaissent pas la composition.* (La réponse de cet Appendice détruit cette réflexion.)

6°. *Pour constater l'efficacité de ce prétendu préservatif, il faudrait nécessairement procéder à des expériences, ou épreuves que tout le monde imagine, mais que la pudeur interdit.*) Lisez encore la troisième question.)

démonstration donnée sur l'efficacité de mon préservatif.

En attendant, je suis autorisé, comme médecin et démonstrateur, à soutenir publiquement que mes conclusions doivent être considérées comme des vérités incontestables, tant qu'on n'offrira pas des objections qui prouvent le contraire.

Fort de la certitude de mon prophylactique, fort du témoignage de ma conscience, je ne répondrai à la critique clandestine des ignorans ou des gens de mauvaise foi, et aux fausses suppositions qu'on pourrait me faire, que par l'authenticité de mes expériences. Je ne puis offrir une plus grande garantie que celle d'avoir opéré sur moi-même : on appellera cet acte de dévouement, hardiesse, témérité ; je le nomme vertu, et amour pour l'humanité : une si belle cause méritera toujours des sacrifices.

Dans cet état de choses, je ne crois nullement qu'il soit nécessaire de communiquer la connaissance ou la composition de mon remède *prétendu* prophylactique, pour prononcer sur sa vertu ; en effet, les médecins ont prononcé sur la vertu de la vaccine, quoiqu'ils ignorent encore la composition intime de cette substance ; les anciens, qui en connaissaient l'existence, en ignoraient cependant la vertu : ce bienfait est dû à la seule expérience. C'est donc l'expérience qui doit décider de la vertu de mon préservatif, et non la révélation des substances qui le composent.

On m'objectera peut-être qu'il a fallu nombre d'épreuves et opérer sur plusieurs individus, pour constater les heureux effets de la vaccine, et que, par conséquent, il faudrait agir de même relativement à mon prophylactique.

Mais une pareille objection ne pourrait être faite que par ceux qui confondraient des expériences négatives avec les positives. Les premières, quoique très-multipliées, ne prouvent jamais ce que prouve une seule expérience positive. La petite-vérole consiste plutôt dans le développement d'une disposition spontanée de la constitution humorale, que dans l'action d'un virus extérieur; elle ne se développe ordinairement qu'une fois dans la vie, quoique les personnes s'exposent à se l'inoculer de nouveau. Or, si on ignore toujours les circonstances et le moment précis du développement de cette disposition spontanée, unique, et qui est la cause principale variolique, on ignore par conséquent si c'est la vaccine qui a neutralisé *positivement* cette disposition; les expériences ne peuvent donc qu'être négatives, et il faut avoir un très-grand nombre de ces épreuves négatives pour acquérir la certitude qu'une seule expérience positive offre de soi-même. Nous ne sommes pas dans le même cas à l'égard du prophylactique anti-vénérien; les expériences qui ont été faites pour le démontrer, ne sont pas négatives, elles sont *positives*.

Donc, de nouvelles preuves ne peuvent rie[illegible] à la conviction positive et entière de sa vé[illegible]

DE L'IMPRIMERIE DE PORTHMANN,
Rue des Moulins, N°. 21.

www.ingramcontent.com/pod-product-compliance
Ingram Content Group UK Ltd.
Pitfield, Milton Keynes, MK11 3LW, UK
UKHW020404220726
13923UKWH00004B/1722

9 782019 289973